DU

TÉTANOS CONSÉCUTIF

aux traumatismes de l'œil et de ses annexes

PAR

LE DOCTEUR ARMAND CHEVALIER

ANCIEN INTERNE DES HÔPITAUX
ANCIEN PREMIER INTERNE DE L'HÔPITAL SAINT-ANDRÉ
LAURÉAT *quater* DES HÔPITAUX
MEMBRE, EX-SECRÉTAIRE ET LAURÉAT (1er prix) DE LA SOCIÉTÉ D'ANATOMIE
ET DE PHYSIOLOGIE DE BORDEAUX
MEMBRE DE LA SOCIÉTÉ D'OPHTALMOLOGIE ET LARYNGOLOGIE DE BORDEAUX

BORDEAUX
IMPRIMERIE Vve CADORET
17 — RUE MONTMÉJAN — 17

—

1894

DU

TÉTANOS CONSÉCUTIF

aux traumatismes de l'œil et de ses annexes

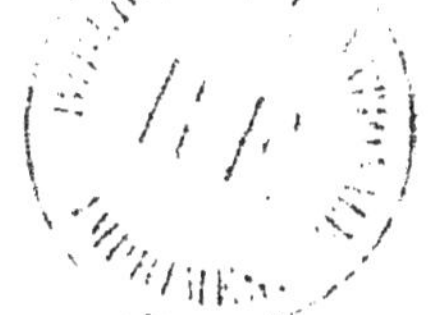

PAR

LE DOCTEUR ARMAND CHEVALIER

ANCIEN INTERNE DES HÔPITAUX

ANCIEN PREMIER INTERNE DE L'HÔPITAL SAINT-ANDRÉ

LAURÉAT *quater* DES HÔPITAUX

MEMBRE, EX-SECRÉTAIRE ET LAURÉAT (1er prix) DE LA SOCIÉTÉ D'ANATOMIE ET DE PHYSIOLOGIE DE BORDEAUX

MEMBRE DE LA SOCIÉTÉ D'OPHTALMOLOGIE ET LARYNGOLOGIE DE BORDEAUX

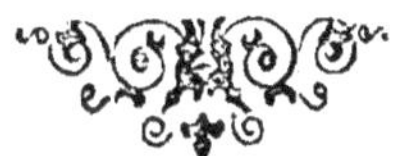

BORDEAUX

IMPRIMERIE Vve CADORET

17 — RUE MONTMÉJAN — 17

1894

A MES PARENTS

A MES AMIS

A MES MAITRES DES HOPITAUX DE BORDEAUX

A MONSIEUR LE DOCTEUR PICOT

Professeur de Clinique médicale à la Faculté de Médecine de Bordeaux,
Membre correspondant de l'Académie de Médecine.
Officier de l'Instruction publique.

A mon Président de Thèse

MONSIEUR LE DOCTEUR BADAL

Professeur de Clinique ophtalmologique à la Faculté de Médecine de Bordeaux
Chevalier de la Légion d'honneur.

DU

TÉTANOS CONSÉCUTIF

aux traumatismes de l'œil et de ses annexes

INTRODUCTION

Un cas fort curieux de tétanos à la suite d'une plaie de l'œil vient d'être observé dans le service de notre excellent maître, M. le professeur Badal.

C'est sous son inspiration que nous avons résolu d'étudier à cette occasion les cas de tétanos survenus à la suite des traumatismes analogues.

Notre travail comprend trois parties :

Dans la première, la plus considérable, nous étudions les cas de tétanos consécutifs aux plaies de l'œil et des annexes.

Dans la seconde, nous envisageons les manifestations oculaires du tétanos.

La troisième partie est consacrée au traitement.

Nos premiers remerciements seront pour M. le professeur Badal qui, depuis l'époque où nous avons le plaisir d'être son interne, nous a toujours témoigné des sentiments de bienveillance et de sympathie dont il nous donne encore une preuve en acceptant la présidence de ce modeste travail.

Nous n'oublierons pas non plus M. le professeur Picot, dont les excellentes cliniques nous ont été si précieuses dans le cours de nos études médicales.

Enfin, nous remercions aussi M. le Dr Fromaget, chef de clinique ophtalmologique, pour les renseignements qu'il a eu l'obligeance de nous fournir.

PREMIÈRE PARTIE

Nous devons étudier dans cette première partie les cas de tétanos qui sont consécutifs aux lésions de l'œil et des annexes.

On comprendra facilement que, le tétanos étant une affection microbienne consécutive à l'introduction d'un bacille qu'on trouve abondamment sur le sol, toutes les chutes directes de la tête sur la terre seront une des causes les plus nombreuses de l'infection.

Mais les plaies de la tête se compliquent elles-mêmes rarement de tétanos si nous en croyons les auteurs qui, patiemment, ont accumulé de nombreuses observations.

Les extrémités des membres supérieurs ou inférieurs sont le plus souvent en cause, et dans la tête il est impossible de faire le départ exact de ce qui revient au cou, à la face, au cuir chevelu.

En nous reportant aux statistiques de Poland, Yandell, nous voyons quelle est la rareté relative des tétanos d'origine céphalique.

Poland, recherchant cette statistique dans trois hôpitaux,

Guy's, Glasgow, Bombay, a trouvé les proportions suivantes :

TÉTANOS APRÈS BLESSURES DE	GUY'S	GLASGOW	BOMBAY	TOTAL
Tête, face et cou	6 cas	8 cas	5 cas	19 cas
Tronc	3	7	0	10
Membre supérieur	6	2	1	9
Mains et doigts	28	11	4	43
Membre inférieur	12	12	21	45
Pied et orteils	12	10	6	28
	67 cas	50 cas	37 cas	154 cas

Yandell, en Amérique, a recueilli 301 cas qui se répartissent ainsi :

Blessure de la tête	28
» de l'extrémité inférieure	28
» de la main	90
» de l'extrémité inférieure	67
» du pied	88
	301

Enfin Gimelle a donné 10 cas sur 199. C'est le seul qui indique encore que sur ces 10 cas de tétanos par plaies de tête, *trois fois seulement* la face était en cause.

Dans les deux autres statistiques, nous ne pouvons savoir quelle est la part qui revient à chaque portion de la tête et du cou.

Quoi qu'il en soit, l'avis général est que rarement on observe le tétanos à la suite des plaies de la face.

En examinant l'anatomie de cette région, il est facile de voir qu'il est une portion qui, par sa saillie même, sera fréquemment exposée aux traumatismes : nous voulons parler de la région sourcilière.

L'arcade orbitaire, plus ou moins saillante, doit presque fatalement être atteinte dans une chute sur la face et elle est exposée tout naturellement aux contusions. Aussi verrons-nous combien, par rapport aux autres portions enveloppantes de l'œil, le sourcil doit-il être aussi souvent en cause. La peau de cette région, comprise entre le corps contondant et le plancher osseux résistant du frontal, est exposée d'une façon absolument spéciale aux plaies contuses, irrégulières, anfractueuses, favorables à l'évolution du bacille anaérobie.

Les paupières, légèrement enfoncées dans l'orbite, facilement dépressibles, seront au contraire plus facilement lésées par les instruments piquants et tranchants. Elles se dépriment sous l'action des autres.

Enfin, bien plus rares seront les tétanos consécutifs au traumatisme portant sur le globe oculaire et la conjonctive.

Protégé par l'arcade sourcilière, par les paupières reposant sur un coussinet graisseux, l'œil semble devoir échapper à toute cause d'infection tétanique. En ajoutant à cela que lors des chutes ou des contusions qu'on peut prévoir, le malade ferme instinctivement les paupières pour protéger son œil, on comprendra combien peu fréquentes doivent et peuvent être les infections tétaniques par plaie de l'œil.

Il en sera de même des plaies de la conjonctive. Aussi, malgré les nombreuses recherches bibliographiques que nous avons pu faire, n'avons-nous pu recueillir un seul cas de traumatisme analogue à celui rapporté par MM. Fromaget et Cabannes et observé dans le service de M. le professeur Badal.

Nous le rapportons dès maintenant.

OBSERVATION I

(MM. Fromaget et Cabannes.)

Tétanos consécutif à une plaie de l'œil.

M... (Emile), âgé de 19 ans, tailleur, entre à l'hôpital le 7 juin dernier dans le service de M. le professeur Badal pour un accident qui lui est survenu à l'œil gauche.

Antécédents héréditaires : Son père est mort jeune, à 37 ans, d'une maladie sur laquelle le malade ne peut nous donner aucune indication. Sa mère est en excellente santé.

Antécédents collatéraux : Une sœur en bonne santé également.

Antécédents personnels : Sa santé a toujours été très bonne jusqu'au moment de l'accident.

Le 28 mai dernier, s'étant transporté dans un village des environs où il y avait une fête locale, il reçoit dans son œil gauche grand ouvert une fusée provenant de 30 mètres de distance environ, laquelle était partie allumée entre les mains d'un maréchal-ferrant.

Immédiatement après le traumatisme, il ressent une douleur extrêmement vive, son œil se met à saigner abondamment et la vision est absolument abolie du côté atteint. On fait entrer le malade dans la maison la plus rapprochée : on remplit un plat en terre d'eau provenant d'un puits voisin et on lui lave la plaie au moyen d'une serviette trempée dans cette eau.

Le médecin appelé survient sur ces entrefaites, place trois sangsues sur la tempe gauche et, au bout de cinq minutes environ, le sang qui s'écoulait à la fois par l'œil et la narine du même côté s'arrête. Sur les conseils du médecin, le malade se couche et pendant quelques heures des compresses d'eau boriquée froide sont appliquées sur l'œil blessé toutes les cinq minutes.

Depuis le moment de l'accident, après les soins préliminaires qui lui furent prodigués, le malade souffrit peu de son œil. Quatre jours après l'accident, c'est-à-dire le 1er juin, l'œil à peu près complètement vidé par le traumatisme a commencé à suppurer : il s'en est échappé un pus blanchâtre, peu abondant et cette suppuration légère a persisté depuis avec les mêmes caractères. A ce moment le malade n'a pas eu d'élévation de température ; le pouls pris par le médecin n'aurait pas dépassé 72 pulsations. Pendant ces quatre jours qui suivirent l'accident, le malade fut soumis au régime lacté, et ce n'est que le 1er juin qu'il a commencé à prendre des aliments solides; c'est alors qu'il s'est aperçu qu'il éprouvait de la difficulté pour ouvrir la bouche et surtout pour mâcher. Cette gêne ne fait que s'accentuer les jours suivants et le 5 juin, c'est-à-dire huit jours après l'accident, le malade se présente à la clinique de M. le professeur Badal qui l'admet dans son service. Le malade y entre le 7 juin. Ce qui frappe à l'entrée de ce jeune homme dans le service, c'est la façon singulière dont il répond aux questions qu'on lui pose. Ce n'est pas que son intelligence soit moindrement altérée, mais l'articulation des mots se fait assez difficilement et cela n'étonne plus lorsque, ordonnant au malade d'ouvrir la bouche, on constate que l'ouverture de la bouche se borne à une fente transversale de un centimètre au plus. Les masseters sont durs et contracturés. Les sterno-mastoïdiens tendus sont contracturés surtout dans leur portion sternale. Ce qu'il y a de fort intéressant, c'est la fixité de l'œil sain auquel le malade ne peut faire effectuer aucun mouvement, ni en haut, ni en bas, ni en dedans, ni en dehors,

Le réflexe lumineux est aboli.

Conservation du réflexe à l'accommodation.

La pupille, de dimension normale, mesure 5 millimètres à l'éclairage moyen.

Intégrité des mouvements des paupières.

Le malade ne ressent aucune douleur, n'a ni crampes ni convulsions partielles ou générales, ni élévation de température.

Le 8 juin, le lendemain de son entrée, après chloroformisation préalable, l'énucléation de la portion restante de l'œil malade est effectuée sans accidents par M. le professeur Badal. L'œil ne contenait pas de pus ou fort peu. L'œil vidé du cristallin et du corps vitré contenait la choroïde et la sclérotique, évidement produit par rupture de la cornée et de la sclérotique ayant divisé le segment antérieur de l'œil en trois lambeaux irréguliers. Le seul point à signaler, c'est la difficulté éprouvée pour séparer la coque oculaire qui avait contracté quelques adhérences. Le malade, renvoyé dans la salle, prend dans la soirée deux bouillons; on lui administre deux lavements médicamenteux avec du chloral et du bromure de potassium de chacun 6 grammes pour chaque lavement. Ces lavements sont parfaitement conservés.

Le 9 juin apparait, en plus des symptômes déjà signalés qui préexistaient, un léger opisthotonos dorso-lombaire avec contracture légère des muscles droits de l'abdomen. La respiration, surtout thoracique, s'effectue régulièrement.

Le malade commence à avoir de la photophobie.

Le 10 juin, il n'y a pas d'amélioration. Le même traitement est administré.

Le 11 juin, un peu de délire. Calme durant quatre heures, il éprouva une grande difficulté pour avaler et, à partir de deux heures du matin, se montrent des secousses convulsives généralisées, à intervalles très courts; ces secousses durent jusqu'à neuf heures à peu près, se réveillant au moindre bruit, au moindre contact, ou au moment où la lumière devient brusquement plus vive.

1 piqûre de pilocarpine	0,01 centigr.
2 lavements nutritifs à la peptone	100 gr.
2 lavements médicamenteux avec chloral.	6 gr.
Bromure.	6 gr.

12 juin : Même traitement. Pas d'amélioration. Température du soir, 38°.

13 juin : Respiration commence à s'embarrasser, à devenir irrégulière. Les crises convulsives se rapprochent de plus en plus. Température matin, 38,2; Température soir, 39,1.

14 juin : Au matin, vers trois heures, le malade meurt pendant une crise de tétanisation, avec toute sa connaissance. Depuis quelques heures, il respirait très irrégulièrement.

Autopsie : L'autopsie effectuée le 14, douze heures après la mort, n'a permis de trouver rien d'anormal, si ce n'est une congestion des méninges

De cette observation, si intéressante en raison de sa rareté, nous croyons pouvoir rapprocher des faits analogues.

Il s'agit de deux cas de tétanos survenus à la suite d'opérations pratiquées sur les yeux.

Dans le premier, il est question d'un malade du service de Denucé qui, à la suite d'une opération de cataracte par abaissement, serait mort de tétanos.

Nous n'avons pu nous procurer l'observation, mais notre affirmation repose sur une communication orale de M. le professeur Lanelongue à notre excellent maître M. le professeur Badal.

Le cas suivant est aussi consécutif à une opération pratiquée sur l'œil, et nous le trouvons relaté dans les *Annales d'oculistique* de 1880. Le tétanos se déclara quinze jours après une énucléation, et depuis une dizaine de jours la plaie orbitaire suppurait. Dans ces deux cas, le traumatisme était évidemment l'opération qui avait permis l'infection de l'œil et de l'orbite par le bacille de Nicolaïer.

Voici le résumé de cette observation :

OBSERVATION II

(Chisolm : *Arch. f. opht.*, 1880).

Tétanos à la suite d'une énucléation.

Chisolm avait pratiqué l'ablation de l'œil gauche chez une dame de 71 ans, pour une tumeur de la choroïde. Une première opération, une irridectomie, avait été exécutée en vue de combattre les douleurs glaucomateuses, mais la plaie livra bientôt passage au néoplasme, qui acquit le volume d'une noix et prédomina entre les deux paupières. Au moment de l'opération, il n'avait nulle part perforé la sclérotique ; le nerf optique, les culs-de-sac conjonctivaux étaient normaux.

Une hémorrhagie, survenue une heure après l'énucléation, nécessite l'introduction d'un tampon imbibé de sulfate de fer. La suppuration de l'orbite, inévitable après cette manœuvre, ne dura que quelques jours et fut considérée comme guérie.

Quinze jours après l'opération, elle se plaignit d'un mal de gorge et d'un peu de difficulté à avaler. Le lendemain, raideur de la mâchoire du côté gauche. Le troisième jour, les mâchoires se contractèrent davantage; l'ingestion des aliments provoquait des accès de suffocation. Il n'y eut guère de changement dans cet état de choses pendant six jours. Administration de bromure de potassium et de chloral, alimentation par le rectum. La patiente ne souffrait guère et pouvait rester couchée dans toutes les positions. L'opisthotonos survint le septième jour et la mort le huitième, vingt-deux jours après l'énucléation.

Dans nos recherches, nous avons pu retrouver encore deux cas dans le travail si intéressant de M. le professeur agrégé Villar (1) sur le tétanos céphalo-paralytique.

Ce sont les deux observations de Pollock et de K[illegible]hner que nous donnons en résumé.

OBSERVATION III

(Pollock : *Handbuch deu chirurgie*, vol. 1, page 88).

Un homme de 32 ans reçoit un coup de mèche de fouet sur l'œil gauche. La cornée est déchirée d'un bord à l'autre. Il n'y a pas d'autre accident. Le 10e jour une panophtalmite apparait, en même temps que se montrent des symptômes de trismus.

Puis se produisent des contractures dans les muscles de la moitié droite du visage.

Le 18e jour, cette moitié de la face devient paralysée. Le lendemain, le malade meurt.

---

(1) *Gazette des hôpitaux*, Paris, 1888.

OBSERVATION IV

(Kirchner : Arztlichew Bericht uber das Konigl, Reuss, feld-Lazareth im palast zu Versailles, 1870).

28 octobre 1870 : Un homme, âgé de 33 ans, reçoit un coup de feu à l'œil droit. Extravasation du sang dans l'orbite, fort exophtalmisme. Dans les jours suivants, le malade perdit la vue.

27 octobre : Un peu de douleur au cou. Paralysie faciale droite.

28 octobre : La déglutition est difficile, mais non douloureuse. Cornée opacifiée. Pus dans la chambre antérieure.

29 octobre : Trismus. Injections de morphine.

30 octobre : Tétanos.

1er novembre : Mort.

En dehors du globe oculaire, nous avons dit que les lésions produisant le tétanos avaient eu presque toujours pour siège le rebord orbitaire et la région du sourcil. Nous verrons que de plus le tétanos de l'œil affecte des formes particulières sur lesquelles nous aurons à revenir.

Citons d'abord les observations dans lesquelles le pourtour de l'orbite a été la cause de l'infection. Ce sont celles de Lehrnbecher, Bernardt, Gueterbock, Remy et Villar, Klemms, Phelps, Perret, Lannois, Mayer, Janin dont nous ne rapportons ici que les caractères essentiels.

OBSERVATION V

(Le Hrnbechev : Bayed, aerztliches, intell., Blatt, 1882).

Le 24 juin, un propriétaire, âgé de 49 ans, se heurta contre un tronc d'arbre; il se fit une plaie insignifiante au rebord orbitaire gauche. Le 1er juillet, le malade se présente au médecin en se plaignant de difficultés pour avaler. Il ne peut ouvrir la bouche qu'avec peine. Les lèvres et l'extrémité du nez sont déviés à droite. En nettoyant la plaie, on enlève deux petits morceaux de bois gros comme des têtes d'épingle.

Le lendemain, les muscles de la nuque et du dos apparaissent contracturés. La joue gauche est unie et pendante. L'œil gauche est à demi-ouvert, le droit est habituellement fermé. Les pupilles ont des deux côtés le diamètre d'une tête d'épingle.

Température très peu élevée. Il y a impossibilité de rien faire avaler au malade.

La sensibilité a disparu au niveau de la blessure, mais on ne peut toucher celle-ci sans provoquer un redoublement du trismus. Respiration superficielle. Le pouls a les caractères qu'il a dans la méningite basilaire.

Le jour suivant, mort à huit heures.

OBSERVATION VI

MAYER, 1883.

Fille de 18 ans, blessure au sourcil gauche.

Huit jours après, paralysie faciale gauche et impossibilité d'ouvrir la bouche.

Guérison après 51 jours de durée.

OBSERVATION VII

(BERNARDT. *Zeitschrift für klinische Medecin.* 1884, p. 411).

Un homme de 32 ans se fit enlever, le 17 octobre, un kyste dermoïde de l'arcade sourcilière gauche. La blessure guérit rapidement.

27 octobre : Difficulté pour ouvrir la bouche. Abaissement de la moitié faciale gauche. Les jours suivants, des douleurs se firent sentir dans le dos et pendant les actes de la mastication et de la déglutition. Dans la nuit du 29 au 30 octobre, violente contracture des muscles du pharynx. Bernhardt

vit le malade le 30 octobre et constata du trismus, en même temps qu'une paralysie faciale, localisée à gauche. Le malade ne pouvait porter à sa bouche aucun aliment liquide, il était aussitôt pris de spasmes des muscles de la déglutition. La cicatrice opératoire n'était pas douloureuse. La réaction électrique des muscles paralysés était normale, sauf au niveau du frontal où s'observait une réaction partielle de dégénérescence. Légère anesthésie dans la région massétérine et à la lèvre inférieure. Rien aux extrémités.

2 novembre : Mort, après un court spasme arrivé spontanément.

OBSERVATION VIII

(Gueterbock : *Archiv. für Klinische Chirurgie*, 1884, p. 837).

Le 5 décembre 1883, Gueterbock reçoit à sa policlinique un malade qui lui a été adressé par son collègue Remack. C'est un cocher âgé de 51 ans. Il y a quatorze jours, il s'est heurté contre un corps anguleux. La blessure qui en résulta était superficielle, de forme linéaire; elle commençait au-dessus de l'angle externe de l'œil droit et se terminait au-dessous de la bosse frontale. Elle fut immédiatement fermée par un médecin et guérit en peu de temps.

Il y a quatre ou cinq jours, le malade a ressenti dans les deux articulations temporo-maxillaires des douleurs telles, qu'il ne pouvait ouvrir la bouche et ne prenait que des aliments liquides; en même temps, la moitié droite de la face commença à s'abaisser. Le 3 décembre, la paralysie faciale droite et le trismus étaient confirmés. Remack, qui le vit, reconnut le caractère périphérique de la paralysie; il constata une altération du goût. L'examen électrique ne révéla rien.

Pour se conformer aux désirs de Remack, qui voulait examiner la bouche du malade afin de s'assurer que le trismus n'était pas un phénomène réflexe, Gueterbock le chloroforma ; mais aussitôt se produisit chez lui un violent opisthotonos, suivi de cyanose du visage et des mains et d'arrêt respiratoire. Gueterbock fut obligé de recourir à la respiration artificielle.

Soudain, le malade revint à lui et ouvrit la bouche sans difficulté. Aucune lésion n'y fut constatée.

Actuellement, 5 décembre, le malade est en état de tétanos complet : trismus, raideur de la nuque, contractures des muscles de la face, apparentes aussi du côté droit, en dépit de la paralysie. Cet état est interrompu par des accès convulsifs. Le traitement consiste dans l'administration de chloral et en injections de morphine.

Durant les accès, on essaie d'ouvrir la bouche au moyen de l'écarteur de Heister, et d'introduire une sonde alimentaire ; elle est constamment arrêtée au niveau du pharynx par un spasme musculaire. Dans la nuit du 6 au 7 la fièvre apparait.

7 décembre : Cinq accès d'opisthotonos.

9 décembre : Cinq nouveaux accès, dont la durée oscillait pour chacun entre deux et cinq minutes. L'apnée force le malade à s'asseoir sur son lit. Dans le milieu du jour, il perd connaissance; le pouls s'accélère, atteint 108 pulsations; la respiration s'accroît. On remplace le chloral, dont la dose était de 7 grammes, par de l'éther camphré. Le malade est soulagé par l'écarteur de Heister. La paralysie faciale n'est pas modifiée.

7 décembre : Température du matin, 39,5 ; celle de midi, 39°; celle du soir, 38,6. Les secousses sont plus rapprochées, la respiration est superficielle. Le soir, accès intense, au milieu duquel le malade meurt. La paralysie faciale, au milieu des accès tétanique, était toujours reconnaissable.

OBSERVATION IX

(Remy et Villar : *Gazelle des hôpitaux*, 11 décembre 1888).

A..., âgé de 36 ans, a été attaqué, le 7 janvier 1888, à 9 heures du soir; il a reçu un coup de couteau à la partie interne de l'arcade orbitaire gauche, et sur la région fronto-pariétale gauche un coup de casse-tête à la suite duquel il perdit connaissance.

Laissé pour mort, il a été trouvé sur la route, à cinq heures du matin, par des ouvriers qui l'ont conduit dans une plâtrière voisine.

Il entre à la maison de Nanterre le 21 janvier. Voici ce qu'on constate chez lui : il existe une plaie de 4 centimètres d'étendue au niveau de la partie interne de la région sourcilière gauche.

Vives douleurs à la région naso-frontale.

Paralysie faciale du côté correspondant à la blessure, accompagnée d'une contracture du masséter du même côté.

Le malade ne donne que des renseignements vagues sur la date du début de ces accidents.

La plaie est nettoyée et recouverte d'un pansement antiseptique, elle se cicatrise rapidement.

1er février : La tête du malade est inclinée du côté blessé, il éprouve de la raideur à la nuque, et ne peut que difficilement plier le membre inférieur gauche.

Les muscles faciaux du côté droit sont contracturés.

4 février : Respiration gênée. Difficulté de la déglutition.

5 février : Rigidité de la jambe droite, la gauche est redevenue libre.

7 février : Rigidité des deux membres inférieurs.

8 février : Amélioration jusqu'au 16 février, le malade reste dans le même état. Tremblement spasmodique des membres inférieurs, survenu à la suite d'une flexion du membre. Du 17 au 22 février, légère amélioration.

22 février : Crise de tétanos généralisé. Ces crises se répètent les jours suivants jusqu'au 28 février.

28 février : Le malade tombe en syncope après avoir reçu un lavement de chloral.

2 mars : Il meurt étouffé dans une crise.

OBSERVATION X

(Dr Perret).

B..., charpentier, âgé de 59 ans, entre à l'hôpital, le 2 novembre 1888.

Père et mère morts âgés; frères et sœurs bien portants. Le malade est marié et père de deux enfants; deux sont morts en bas âge. Pas de maladies survenues avant l'affection actuelle. Pas de syphilis. Un peu d'alcoolisme. Pas de saturnisme ni d'impaludisme.

Il y a dix jours, 24 octobre, le malade a reçu une pièce de bois qui est venue le frapper vers le milieu du rebord orbitaire gauche et au niveau de l'os unguis du même côté. La plaie a été insignifiante, mais l'hémorragie fut abondante. Le malade n'est pas tombé. Pas de vomissements ni de crises convulsives. Il a éprouvé une céphalalgie intense.

Quatre jours après l'accident, il a ressenti des contractures très douloureuses dans la partie droite de la face. La commissure labiale est beaucoup plus haute que celle du côté opposé. Le côté gauche est complètement immobilisé et se trouve sur un plan antérieur à la partie droite. Le rire, l'action de siffler augmentent encore cette asymétrie. L'œil gauche est ouvert et ne peut se fermer. Les arcades dentaires sont fortement rapprochées l'une de l'autre. L'ouverture de la bouche est impossible, par suite d'un trismus très fort. L'haleine est fétide. Pas d'écoulement de salive en dehors de la bouche. Il y a déjà quatre ou cinq jours que le malade ne peut plus ouvrir celle-ci. La sensibilité est conservée sur les deux côtés de la face. De temps en temps, et particulièrement lorsqu'il veut parler, boire, ou à la suite d'une excitation mécanique même légère, le malade présente des convulsions tétaniques dans la partie droite de la face. Ces convulsions s'accompagnent de soubresauts dans tout le corps.

Après les efforts qu'il a faits pour répondre aux questions, le malade a pris une crise très grave. Les contractures étaient généralisées. Il était en épisthotonos. Il y avait cyanose de la face et des lèvres.

Le traitement prescrit consiste en piqûres de morphine, inhalations de chloroforme, et dans l'administration de bromure de potassium.

3 novembre : Même état. L'excitabilité musculaire est notablement accrue. Au moindre contact apparaissent des contractions fibrillaires. Traitement : morphine, bromure de potassium, 8 grammes, chloral, 6 grammes.

4 novembre : Chloral, 7 grammes.

5 novembre : Chloral, 8 grammes.

6 novembre : Chloral, 4 grammes.

7 novembre : Le malade meurt. Il n'a jamais rien présenté d'anormal aux viscères. A l'auscultation du cœur, toutefois, on entendait un frémissement musculaire constant. Les urines n'étaient point albumineuses. Le malade habitait une maison dans laquelle se trouvaient des chevaux.

OBSERVATION XI

(Dr Lannois).

Le nommé Nicolas Ort..., âgé de 69 ans, marchand des quatre saisons, entre à l'Hôtel-Dieu, salle Sainte-Elisabeth, lit 30, le 30 septembre 1889. Il y a juste quinze jours que Ort... a été réduit à rester couché, l'œdème des membres inférieurs étant devenu très considérable et l'empêchant de marcher. Il y a huit jours que sa femme s'est aperçue qu'il ne pouvait plus ouvrir la bouche et qu'elle n'a pu le nourir qu'en faisant passer un peu de liquide entre les dents au moyen d'une cuillère. Il est impossible d'obtenir d'elle des renseignements plus précis; elle ne peut nous renseigner en particulier sur la date à laquelle son mari s'est fait une plaie qu'il porte vers l'angle externe de l'œil gauche; elle ne s'en est même pas aperçue.

Actuellement, ce qui frappe immédiatement lorsqu'on regarde le malade, c'est l'existence d'une paralysie faciale gauche périphérique. L'œil est à demi-ouvert, le côté gauche de la face est uni, sans pli, sans rides, et le contraste entre les deux côtés s'accentue encore lorsque le malade parle, le côté gauche restant absolument immobile pendant le mouvement de la lèvre, de la face et de l'aile du nez à droite.

Le malade fume la pipe, sa commissure gauche est abaissée et laisse écouler sa salive.

Effacement du pli naso-génien, absence de rides sur le front. Il lui est complètement impossible de fermer l'œil gauche, alors qu'il tient actuellement le droit fermé. Aussi toute la moitié inférieure de la conjonctive bulbaire est-elle fortement injectée. On constate de plus un dépoli très manifeste sur la cornée, à l'union de son bord inférieur avec la sclérotique.

Sur la face, on constate un peu au-dessous de la pommette, près du pli naso-génal, une petite ecchymose violacée, de la largeur d'une pièce de 20 centimes, entourée d'une zone périphérique jaunâtre. Près de l'angle externe de l'œil gauche, sur le rebord orbitaire inférieur, dans le sillon palpébro-malaire, se trouve une petite plaie de 1/2 centimètre de longueur sur 5 à 6 millimètres de largeur, à fond rougeâtre avec un liquide séro-purulent; d'ailleurs, l'œil est continuellement larmoyant et les larmes viennent baigner cette petite plaie dès que le malade tourne la tête à gauche. Cette petite plaie repose sur une base dure et parcheminée et est entourée d'une petite zone œdémateuse.

Les deux pupilles sont punctiformes, insensibles à la lumière. La vue parait normale. L'examen de l'oreille du côté gauche est négatif, en ce sens qu'il entend bien la montre, qu'il n'y a pas d'écoulement, et qu'on ne trouve rien d'anormal du côté de l'apophyse mastoïde.

La parole est très génée et on s'aperçoit facilement que cela tient à l'impossibilité pour le malade d'ouvrir la mâchoire. Il existe un trismus assez marqué pour que l'écartement maximum obtenu en abaissant fortement le menton ne dépasse pas 1 centimètre. Les mouvements de latéralité de la mâchoire inférieure sont également impossibles, ou du moins limités à une très faible excursion à droite. Si on palpe les massêters, ils paraissent des deux côtés très durs et fortement contracturés; aucun autre muscle de la face ne parait contracturé; on ne voit et on ne sent rien d'anormal du côté du muscle temporal.

La lèvre inférieure forme à sa face interne des érosions superficielles qu'on retrouve à la pointe de la langue, surtout à sa partie inférieure, et qui s'expliquent par des morsures. En effet, au moment où nous lui faisions tirer la langue pour l'examiner, il se produisit une contracture brusque des massêters ; l'extrémité de la langue, saisie entre les arcades dentaires, saignait abondamment et paraissait sur le point d'être coupée, sans qu'on pût abaisser la mâchoire inférieure. Au bout de quelques secondes, l'accès céda et le malade put rentrer sa langue.

Le malade absorbe facilement les liquides qu'on lui verse dans la bouche, ni hydrophobie, ni dysphagie.

On ne trouve nulle part ailleurs de contractures ni de paralysies; il plie facilement la nuque, serre fortement les deux mains, remue les jambes sans difficulté.

A la visite du soir, pas de changement; on note encore, comme symptôme négatif, l'absence de tout trouble de la sensibilité dans la sphère de distribution du trijumeau; pas de douleur à la pression sur les troncs nerveux. Toutefois, le malade parle moins bien que le matin. Il n'était gêné que par la difficulté d'ouvrir la mâchoire, mais répondait correctement et lucidement à toutes les questions; il est actuellement beaucoup plus difficile de le comprendre.

Le 1er octobre, un peu avant la visite, l'interne de service, M. Sigaud, l'a fait boire et il a rejeté le lait qu'il essayait d'ingurgiter, mais au moment de la visite il boit facilement. Aucune extension de la contracture. Il ouvre toujours aussi peu la bouche et semble avoir de temps à autre de courts accès, pendant lesquels la contracture s'exagère.

M. Jaboulay veut bien enlever la petite plaie de l'angle de l'œil préalablement désinfectée. Le lambeau incisé est mis dans du bouillon de culture. On recueille également du sang au niveau de la plaie opératoire. La poche située sur la face externe de la cuisse est ouverte; c'est une tumeur sanguine. Il s'échappe une assez grande quantité de sang noir et des caillots.

Le 2, au matin, un nouveau symptôme a fait son apparition; c'est la raideur de la nuque. Le malade est couché sur le côté gauche, la tête très nettement renversée en arrière. Il est relativement facile de vaincre cette raideur et de ramener la tête en avant dans la rectitude, mais on ne peut la fléchir sur le sternum. Les muscles de la nuque, et notamment le trapèze sont durs et semblent des cordes tendues. Il n'a rien pu avaler. La bouche s'ouvre toujours dans la même étendue; mais les crises, de quelques secondes de durée, pendant lesquelles il serre fortement les mâchoires, semblent un peu plus fréquentes. Peut-être sont-elles provoquées par les explorations des masséters. Rien de changé dans les autres symptômes, ni dans la paralysie faciale, ni dans l'état des pupilles, etc. A aucun moment, la température n'a dépassé 37,5.

Il est évident que la faiblesse a fait des progrès et que la terminaison fatale est proche. Mort à 11 heures et demie du soir.

Le cerveau est très manifestement congestionné; les mailles du tissu sous-arachnoïdien sont remplies d'une abondante quantité de sérosité et en même temps les vaisseaux forment des bouquets plus volumineux et plus rouge que normalement. A la coupe, on ne trouve aucune lésion dans toute l'étendue des deux hémisphères, sauf la congestion qui se produit par un piqueté assez net. La substance, surtout celle des ganglions de la base, a une teinte rosée très manifeste. Celle-ci s'accuse encore bien d'avantage au niveau du bulbe, qui présente au maximum, au niveau des olives et de la substance grise, la teinte hortensia classique. Du reste, aucune lésion appréciable à l'œil nu.

Dans l'intérieur du crâne, le nerf trijumeau et le nerf facial sont d'aspect normal. Il en est de même pour le facial dans tout son trajet pétreux. L'examen du facial après sa sortie de la parotide, aussi bien qu'après sa division en deux troncs principaux, est absolument négatif. Il en est de même pour les filets du trijumeau, qui se rendent dans l'épaisseur du masséter. Ce muscle lui-même à l'aspect normal. Notons qu'en mettant à nu dans la dissection la boule graisseuse de Bichat, on trouva à celle-ci un aspect violacé et sanguinolent dû à une suffusion sanguine relativement abondante et paraissant récente. Il convient d'ajouter que le temporal ne présentait aucune trace de fracture.

Différentes sections du facial (portion contenue dans le rocher, fragments périphériques) et de la branche motrice du trijumeau avaient été mises dans des vapeurs d'acide osmique pour être examinées. Mais le temps écoulé depuis la mort jusqu'à l'autopsie ne permit pas de tenir compte des lésions observées.

OBSERVATION XII

(Phelps : New-York Academy of medecine, Meeting of 12 november 1888).

Un jeune homme a reçu une pierre à la tête; il en est résulté une blessure contuse au niveau de l'os frontal, dans la région du sourcil. Quelques temps après apparait une paralysie du nerf facial gauche; en même temps les mâchoires se fermaient par un spasme des masséters. Le onzième jour, les tentatives de déglutition déterminèrent de violents spasmes à la gorge et au cou. Dans la suite, d'autres parties du corps devinrent rigides, et le jeune homme mourut le seizième jour.

OBSERVATION XIII

(Klemm : *Deutsche Zeitschrift für chirurgie*, 1889).

Marie A., 40 ans... Chute dans un escalier, le 29 mai 1888, petite blessure au rebord orbitaire gauche. Aucun incident pendant les huit premiers jours, sauf quelques légères douleurs au niveau de l'œil gauche.

4 juin : La malade ressent des crampes à la mâchoire qui l'empêchent d'ouvrir la bouche. Elle avale bien.

8 juin : Pupilles égales et réagissant bien. Les arcades dentaires ne s'écartent pas de plus de 2 millimètres. Paralysie faciale à gauche. De ce côté, la paupière se ferme moins facilement qu'à droite; de ce côté aussi, la malade ne peut plisser le front; elle ne peut que très légèrement tirer la la langue. La lèvre supérieure est enroulée en dedans. Hypéresthésie à la région massétérine. Réflexes cutanés normaux. Les muscles répondent aux excitations électriques. Température normale.

L'état actuel persista sans modifications jusqu'au commencement de juillet, où les symptômes s'amendèrent peu à peu, sous l'influence du bromure de potassium. A la fin d'août la malade était guérie.

OBSERVATION XIV

(JANIN, Thèse de Paris, 1891).

Plaie contuse de la région sourcilière gauche. — Tétanos. — Paralysie faciale gauche. — Guérison.

B... (Eugène), charretier, entre le 3 juillet 1891 à l'hôpital Louis, dans le service de M. le Dr Th. Anger.

C'est un homme robuste, bien charpenté; il n'a jamais été malade et n'a pas d'antécédents héréditaires pathologiques.

Il y a trois semaines, il était monté sur un petit mur pour voir ce qui se passait dans la campagne, lorsqu'un gamin lui lance une pierre ramassée dans un sentier rempli d'ordures.

La pierre atteint la région sourcilière gauche et détermine une plaie à peu près parallèle à l'arcade sourcilière gauche, intéressant plutôt la paupière et située entre l'arcade orbitaire et le bord libre de la paupière. Elle commence en dehors, au niveau de la queue du sourcil et se termine en dedans, à peu près au niveau du trou sus-orbitaire. L'hémorragie est assez abondante et le malade perd momentanément connaissance. Revenu à lui, il s'en retourne tout seul. L'accident est arrivé à 8 heures du soir.

La nuit, on tient en permanence sur la blessure des compresses d'eau froide; le lendemain, on fait un pansement phéniqué, et la plaie se cicatrise facilement sans être suturée. Au bout de dix jours, la guérison est complète.

Le jeudi, 25 juin, c'est-à-dire environ huit jours après l'accident, le malade remarque, au moment de déjeuner, qu'il éprouve une certaine difficulté pour ouvrir la bouche, ce qui, toutefois, ne l'empêche pas de manger comme à l'ordinaire.

Le soir, la difficulté pour ouvrir la bouche est plus grande, mais la mastication est encore très possible; en même temps la bouche est déviée à droite. De plus, il y a une certaine raideur dans les muscles de la nuque, ce qui rend pénibles les mouvements de la tête, enfin le dos est comme engourdi. La nuit cependant est calme et le sommeil tranquille.

Vendredi 26 juin et jours suivants : Les phénomènes s'aggravent. L'ouverture de la bouche et par suite la mastication deviennent de plus en plus difficiles. La déglutition se fait bien, sauf lorsqu'il s'agit d'aliments solides, du vin et du chloral qui déterminent une dysphagie très marquée, et contemporaine de la contracture des masséters.

La déviation de la bouche à droite s'accentue, et aussi les muscles de la nuque et du dos deviennent de plus en plus durs et douloureux.

A aucun moment il n'y a de crise, les nuits sont assez calmes, le sommeil bon et la respiration n'est pas gênée.

Traitement : Sirop de chloral donné dès le début.

Enfin, le 3 juillet, le malade se décide à entrer à l'hôpital. Ce n'est pas qu'il se trouve plus mal, mais, dit-il, c'est pour faire plaisir à son médecin.

3 juillet : Le malade est à l'hôpital. Sa figure offre une asymétrie manifeste, la moitié gauche étant abaissée et portée en avant et la droite déviée et paraissant plus grosse. La bouche est déviée à droite. De ce côté, le lobule du nez est dévié, la narine dilatée; la joue paraît tuméfiée, le sillon labio-nasal est très accusé et la commissure des lèvres est relevée.

A gauche, la joue est flasque, la narine effacée et le sillon labio-nasal n'existe plus. En somme : paralysie faciale gauche très-nette. Pas de sialorrhée.

Le masséter gauche est tendu, non douloureux à la pression; le masséter droit est à peu près normal; par suite, l'occlusion de la bouche, bien qu'assez prononcée, n'est pas complète et la mâchoire inférieure peut encore s'abaisser d'environ un centimètre. La parole, nasonnée, est assez facile; la langue se meut facilement dans tous les sens.

Au cou, les sterno-cléido-mastoïdiens sont contractés mais non douloureux; ils font un relief assez manifeste sous la peau et sont surtout tendus à leur partie inférieure; la contraction des muscles de la nuque n'est pas exagérée.

Les muscles du dos sont suffisamment contracturés pour que le malade ne puisse se baisser; ils ne sont pas douloureux, sauf lorsque le malade fait des mouvements.

Les muscles des membres sont indemnes; ceux de la paroi antérieure du ventre sont légèrement tendus, mais non douloureux. Aucune sensibilité; réflexe rotulien un peu exagéré. Il y a quelques troubles dysphagiques, néanmoins la déglutition est possible.

La respiration n'est pas altérée comme rythme et fréquence, mais elle est un peu bruyante et entrecoupée de profonds soupirs.

Pas de fièvre, 36,5 ce matin, il n'y en a d'ailleurs jamais eu.

Alimentation : bouillon, lait, œufs crus.

Traitement : chloral, 8 grammes par jour; isolement complet du malade. Enfin, le 14 août, la guérison est complète et le malade quitte l'hôpital.

Les plaies de la paupière supérieure, en dehors de la région avoisinant le sourcil, doivent donner bien rarement lieu au tétanos, car nous n'en avons pas trouvé d'observation isolée.

La paupière inférieure, constamment tendue, offre une surface plus grande et est plus exposée aux traumatismes.

En voici deux cas très intéressants.

OBSERVATION XV

(Rose : *Handbuch der chirurgie*, vol. 1, page 86).

S..., cocher, âgé de 28 ans, a reçu le 31 janvier 1863 un coup de manche de fouet sur le rebord inférieur de la cavité orbitaire gauche. Il en est résulté une plaie triangulaire de la dimension d'un sechser. Le malade entre à l'hôpital le 2 février. Le lendemain au soir, des contractures apparaissent dans les muscles des mâchoires, de la nuque et du ventre. Le malade ne présente ni fièvre, ni abaissement du pouls, ni vomissements, ni albuminurie. La bouche est portée en avant et quelque peu déviée à droite; l'œil gauche est légèrement ouvert. Le tact est conservé. On ne peut rechercher dans la bouche la paralysie faciale. Le malade ne peut rien avaler, pas même sa salive. Cet état de choses se complique de spasmes dans les muscles contracturés, avec menace d'asphyxie.

Tout contact avec la blessure, toute tentative de déglutition réveillent ces spasmes.

Le troisième jour, les membres inférieurs, à leur tour deviennent rigides. A midi le malade meurt.

Le traitement consistait en lavements contenant 20 gouttes de teinture d'opium dans une cueillerée de décoction d'avoine, mais on n'a pu lui en faire prendre qu'un seul.

A l'autopsie, rien de particulier, si ce n'est un peu de congestion de l'encéphale et des méninges ; toutes les branches du facial étaient saines.

OBSERVATION XVI

(Saint-Bartholomew's Hopital Reports, 1875. Appendice, p. 40).

Le malade a 56 ans. Il a reçu une blessure contuse à la paupière inférieure gauche. Le sixième jour après l'accident se déclarent à la fois du trismus et une paralysie faciale. La mort arriva seize jours après l'apparition de ces symptômes.

En examinant les 20 observations que nous avons recueillies, on peut voir que 5 seulement sont consécutives à des traumatismes de l'œil, encore deux sont le résultat de procédés opératoires; les 15 autres sont des complications des plaies du sourcil ou des régions voisines, à part deux qui sont le résultat d'infection par la paupière inférieure.

Nous n'avons pas ici à insister sur la façon dont le tétanos est entré; l'origine tellurique est aujourd'hui suffisamment démontrée pour que nous laissions de côté toute cette question oiseuse.

Nous n'insisterons pas non plus sur la forme et la variété des plaies. Comme toujours ce sont des plaies contuses, irrégulières qui prédisposent à l'infection, car elles permettent au bacille de Nicolaïer de pulluler à l'abri de l'air; elles sont plus aptes à la suppuration, car il est difficile d'en faire l'antiseptie sans pratiquer des résections, et nous verrons le rôle que jouent les microbes de la suppuration sur l'évolution du bacille tétanique.

Les plaies nettes produites par les instruments tranchants n'engendrent pas le tétanos à moins qu'elles ne soient dans l'état septique favorable.

Si nous n'avons rien à signaler pour la nature et la forme des plaies, nous avons au contraire à insister d'une façon tout à fait particulière sur les manifestations du tétanos que nous étudions.

En lisant les observations relatées plus haut, on a pu voir qu'à côté de tétanos à évolution normale il y en avait beaucoup d'autres, la grande majorité, qui affectaient dans leur symptomatologie des phénomènes paralytiques.

Bien que ces phénomènes aient déjà été étudiés, ils sont loin d'être connus et nous y insisterons en essayant d'en saisir la raison.

Villar, un des premiers en France, a étudié la question dans son travail sur le *Tétanos céphalique avec paralysie faciale.* Nous ferons remarquer en passant que le mot de tétanos céphalique ne signifie pas du tout ce qu'on veut lui faire dire.

Cela veut-il dire que tous les symptômes tétaniques restent limités à la face? Non, puisque sous cette rubrique on range les tétanos qui se sont généralisés.

Cela veut-il dire tétanos consécutif à une lésion de la tête? Non encore, puisqu'une plaie du corps quelconque peut s'accompagner de contractures limitées à la tête.

Il en est de même des variétés dysphagiques, hydrophobiques, etc., qu'on a multipliées à l'envi.

Le tétanos peut se montrer exclusivement à la tête et au

cou, il peut atteindre successivement tous les muscles de l'organisme striés ou lisses, voilà le fait évident, certain ; ce n'est pas une raison pour créer une variété spéciale de tétanos, c'est embrouiller la question et non la résoudre.

Il en est un peu de même de la paralysie faciale. On a créé presque une entité morbide avec ce symptôme, et cela constitue même une maladie nommée tétanos de Rose.

On a donné à cette variété les noms les plus bizarres : tétanos hydrophobique avec paralysie faciale, tétanos de Rose, etc. Enfin un élève de Bordeaux, dans sa thèse passée tout dernièrement, le nomme tétanos avec *hémifaciplégie*.

Il était inutile de créer un mot de plus, il aurait peut-être mieux valu des idées.

On nous pardonnera de faire ici le procès des dénominations, mais nous sommes obligé aujourd'hui de nous faire une conception du tétanos différente de celle de nos ancêtres.

Le tétanos est une maladie infectieuse qui se manifeste par deux symptômes : *la contracture musculaire et la paralysie,* cela résulte des recherches physiologiques et de nombreuses observations cliniques.

Les paralysies sont extrêmement rares, par rapport aux contractures, mais elles ne suffisent pas à faire croire à une nouvelle variété de tétanos.

Le tétanos peut être rangé sur le même pied que la rage, où on observe des phénomènes convulsifs et des phénomènes paralytiques.

Est-ce que l'urémie, qui est aussi une intoxication, ne se traduit pas par des contractures ou des paralysies ?

Donc, loin de séparer ces deux symptômes, on doit les réunir et les considérer comme les manifestations d'une même maladie, résultat de l'infection de l'organisme par le bacille de Nicolaïer.

Cependant, pour nous conformer un peu aux classifications admises et faciliter la division de notre travail, nous dirons que le tétanos consécutif aux plaies de l'œil et de ses annexes peut se manifester sous deux formes cliniques différentes :

1° Le tétanos ordinaire partiel ou généralisé ;

2° Le tétanos avec forme paralytique.

Du tétanos ordinaire nous ne dirons rien : il a toujours sa forme et sa marche classiques, pour l'œil ainsi que pour toutes les parties du corps : trismus, contracture cervico-dorso lombaire, contracture des muscles abdominaux, des membres, du diaphragme, du pharynx, il n'offre aucun caractère spécial qui nous permette d'y insister.

Il n'en est pas de même du tétanos qui s'accompagne de paralysie faciale. Il est toujours consécutif, d'après les données actuelles (1), à une plaie de la face, et en particulier de la région qui nous intéresse.

Sur la face, la blessure a un lieu de prédilection, qui est le rebord orbitaire.

Viennent ensuite, par ordre de fréquence, la joue, l'œil, le nez, les lèvres, la tempe.

En résumé, comme le dit M. Villar, les plaies qui sont le point de départ de l'affection se sont donné rendez-vous dans une région dont la cavité orbitaire formerait le centre.

Dans le tétanos de Rose, le trismus au début est unilatéral. Le malade éprouve de la gêne et de la douleur dans un côté de la mâchoire, celui correspondant à la blessure. Cette gêne se transforme bientôt en une contraction continue, avec redoublements convulsifs.

Le trismus reste unilatéral pendant un temps variable jus-

---

(1) Nous ferons cependant des réserves, car l'attention est attirée là dessus depuis peu et un Américain a affirmé en avoir observé un cas consécutif à une plaie de l'épaule.

qu'à quatre ou cinq jours, le plus souvent moins; mais on ne peut préciser, car les malades viennent trouver le médecin lorsque les symptômes sont déjà fort avancés.

Von Wahl, Middeldorpf, Hadlich, Bernhardt, ont vu se passer un phénomène intéressant qui nous semble avoir un grand intérêt au point de vue pathogénique.

Les muscles paralysés sont devenus durs, rigides, contracturés.

Les contractures ont atteint toute la joue (Middeldorpf, Gueterbock, Bernhardt); rien que l'orbiculaire des lèvres et les releveurs de l'aile du nez (Hadlich); rien que les muscles buccaux (Von Wahl).

Il s'agit là de contractures continues et non de spasmes passagers.

Lorsque les muscles de la tête et du cou ont été pris, le tétanos peut s'arrêter là. C'est ce qui s'est produit quatorze fois sur 31 cas; mais ordinairement il gagne le dos, le ventre et les membres.

Les contractures sont exaspérées à la moindre excitation.

La paralysie faciale siège *presque toujours* du côté de la blessure.

Dans 32 cas, on la voit 28 fois du côté atteint.

Deux fois elle a frappé le côté opposé (Pollock et Terrillon).

Quand on a affaire à des plaies de la ligne médiane, du nez, la paralysie peut être bilatérale (Thénée) ou unilatérale (Nankivell).

Cette paralysie est presque toujours complète et par conséquent périphérique.

Il n'y a guère que les cas de Middeldorpf, Zsigmondy et Crossouard où le facial supérieur ait été épargné.

La commissure labiale est abaissée, la joue est flasque, le sillon naso-labial effacé, la narine aplatie, l'œil béant. La salive coule parfois, les larmes se répandent sur la joue en raison de l'ectropion paralytique.

Le malade ne peut ni souffler, ni froncer le frontal, ni clore les paupières.

Toutes les fois qu'on a examiné les muscles au point de vue de leurs réactions électriques, on les a trouvés normaux.

Bernhardt seul a noté des réactions de degénérescence; mais comme dans son cas le tétanos était survenu à la suite de l'ablation d'un kyste dermoïde du sourcil, Villar se demande si, pendant l'opération, on n'avait pas sectionné des filets du facial.

La paralysie peut se montrer tout à fait au début avant le trismus ou en même temps, et, dans ces cas particuliers, le diagnostic est bien difficile. Elle peut ne se montrer que la deuxième ou la troisième semaine de l'affection. Qu'elle précède le trismus, l'accompagne ou le suive, elle offre toujours les mêmes caractères.

Enfin, toujours elle guérit assez rapidement. Dans un seul cas (Hadlich) on l'a vu persister quelque temps.

Ce tétanos a été l'objet de nombreux travaux, parmi lesquels nous citerons en dehors de M. le professeur agrégé Villar, les thèses d'Albert (Lyon, 1890), de Janin (Paris, 1892), de Houques (Bordeaux, 1894).

Cette paralysie faciale avait tellement frappé ces auteurs, qu'ils ont tous essayé d'en déterminer la pathogénie.

Quand une question est obscure, les opinions abondent. Mais que valent-elles en définitive? Bien peu de chose. Nous croyons vraiment que c'est ici le cas de l'avouer.

Rose émet l'hypothèse suivante : Les branches du facial situées aux alentours de la blessure sont atteintes par l'inflammation de voisinage laquelle se propage jusqu'au tronc du nerf dans le canal de Fallope. Là, le nerf enflammé, tuméfié, se trouve comprimé, ou paralysé.

Malheureusement rien n'est venu confirmer cette hypothèse, pas même l'autopsie que Rose a pu faire.

On a incriminé aussi le froid comme ayant pu produire la paralysie faciale.

Certains malades avaient été soumis à l'action du froid, mais chez beaucoup aussi on ne peut invoquer cette cause.

Triglia pense que la paralysie est causée par une hémorrhagie bulbaire, car on rencontre presque toujours une vive injection des centres nerveux et particulièrement du bulbe.

Là encore nous ne pouvons admettre cette théorie, car on n'a jamais rencontré de foyer hémorrhagique et on comprend difficilement que dans les cas où il aurait pu exister, il aurait été situé toujours au niveau du noyau du facial du côté de la lésion.

Giuffé croit que la paralysie dépend de la blessure. Celle-ci détermine dans le nerf facial une altération dont nous ignorons l'essence et qui reste localisée au tronc.

Villar pense que parfois on pourrait incriminer les fractures du rocher. Mais presque jamais on n'a pu observer de symptôme ni de traumatisme permettant de croire à cette interprétation et pour les plaies de l'œil en particulier nous ne pouvons même émettre cette hypothèse.

Oliva attribue le premier à la paralysie faciale une origine infectieuse; elle résulterait de l'action du poison tétanique sur les centres nerveux, ce poison agissant localement, produirait au contraire la contracture.

La théorie infectieuse a été soutenue par *Perret*.

Lannois dans la *Revue de médecine,* s'y range.

« L'hypothèse la moins invraisemblable se rattache à l'opinion que le tétanos est une maladie infectieuse et que ce sont les produits solubles du microbe qui vont agir sur les centres nerveux. On sait d'ailleurs que la tétanotoxine de Brieger produit de la parésie et de la paralysie, après avoir donné lieu à des contractions fibrillaires et à des spasmes ».

Albert est du même avis : « Brieger a réussi à isoler six des ptomaïnes tétanogènes; toutes donnent naissance à des convulsions, mais à des degrés divers; l'une d'elles, la tétanotoxine faiblement convulsivante, traduit surtout son effet par une paralysie musculaire généralisée. C'est sur le compte de cette dernière qu'il nous paraît rationnel de mettre la paralysie faciale.

» Quel est le point du système nerveux où cette ptomaïne agit? Nous pensons que son action est locale, c'est-à-dire que seuls les rameaux nerveux voisins de la blessure sont atteints par elle.

» Cest ainsi que dans l'angine diphtéritique, la paralysie débute par le voile du palais et très souvent y reste limitée ».

Quelle est la nature des modifications qu'éprouve le nerf? Albert est obligé d'avouer qu'il l'ignore, puisque toutes les recherches faites ont été vaines.

On peut faire à cette opinion une objection assez importante.

Comment explique-t on que dans ces lésions périphériques le facial soit seul atteint et que le trijumeau reste indemne?

A cela Albert répond, ce qui est vrai, que certaines maladies ont des affections pour tel ou tel muscle. La diphtérie affectionne le voile du palais et les muscles oculaires, le choléra paralyse parfois l'orbiculaire, le saturnisme affectionne les extenseurs.

Pourquoi le poison tétanique n'affectionnerait-il pas tel ou tel groupe de muscles?

D'ailleurs la paralysie faciale n'aurait pas seule été rencontrée, puisque Larrey commente dans ses « Mémoires et Campagnes » un cas de tétanos ordinaire avec *paralysie de la moitié du corps*.

Nous pourrions donner encore d'autres preuves pour appuyer l'hypothèse que ces paralysies sont l'œuvre du tétanos seul.

La paralysie est en effet quelquefois *le premier* et *le seul* symptôme du début du tétanos, à tel point que plusieurs fois d'éminents cliniciens examinant les malades au début ont porté simplement le diagnostic de paralysie faciale. Le trismus et les contractures survenues plus tard leur ont fait vite modifier le diagnostic.

On a vu très souvent la *contracture apparaître dans les muscles paralysés* et réciproquement des muscles primitivement contracturés devenir paralysés.

S'il est vrai que presque toujours la paralysie est du côté de la lésion, on l'observe aussi du côté opposé et parfois des deux côtés.

Enfin ces paralysies, quand le malade survit, guérissent toujours comme les paralysies diphtéritiques.

Nous croyons donc que la cause de la paralysie est la même que la cause de la contracture : c'est l'agent infectieux.

Pourquoi donne-t-il lieu à des contractures ou à des paralysies ?

La question est bien ardue et à l'heure actuelle personne ne peut la résoudre.

Peut-être en est-il du poison tétanique comme du poison rabique.

On sait en effet que celui-ci, s'il agit à trop forte dose sur ces centres nerveux, produira des phénomènes paralytiques ; s'il agit à faible dose, on aura des phénomènes convulsivants ; de même les animaux résistants présenteront des phénomènes convulsifs, les animaux plus faibles présenteront des phénomènes paralytiques.

On peut donc fort bien se demander si ce n'est pas une question de dose du poison tétanique qui produirait suivant les cas contracture ou paralysie.

Faut-il au contraire, en se basant sur les récents travaux de

Courmont et Doyon, supposer que le ferment soluble fabriqué par le bacille qui produit le tétanos en permettant à l'organisme de fabriquer la substance tétanisante peut lui permettre de fabriquer un poison paralysant?

Il est peu probable que ce même ferment fasse produire des agents nettement différents.

Nous croyons donc que c'est ici une question de plus ou moins grande quantité de toxine fabriqué directement ou indirectement par le bacille.

Ajoutons en terminant qu'Achard (1), dans quatre cas de tétanos, a trouvé des névrites périphériques généralisées.

---

(1) Archives de méd. expérimentale (1892).

DEUXIÈME PARTIE

Dans la deuxième partie de notre thèse, nous désirons attirer l'attention des cliniciens sur les manifestations oculaires du tétanos.

Quels sont les accidents tétaniques qu'on observe du côté de l'appareil oculaire?

Cette question est difficile, impossible même à résoudre d'une façon complète. Car on peut dire que presque jamais les observateurs n'ont relaté de symptômes oculaires.

Quoi qu'il en soit, après avoir dépouillé un assez grand nombre d'observations, nous avons pu recueillir quelques signes. Nous les rapportons et nous sommes heureux d'attirer l'attention sur un côté bien négligé de pathologie du tétanos.

Hippocrate avait, paraît-il, parlé de strabisme dans le tétanos. Mais les observations prises manquaient bien un peu de précision et nous savons aujourd'hui combien peu ressemble la physionomie du tétanique à celle que décrivait en l'an V de la République, le citoyen Laurent :

« Le malade se borne à avoir un air rêveur et inquiet; ses yeux sont sans vivacité, la pupille en est considérablement dilatée; les paupières sont presqu'à demi-fermées, mais ce n'est pas le sommeil qui les ferme, c'est l'inquiétude ».

Cette description fantaisiste ressemble bien peu au tétanos, et nous ne trouvons dans tout son « *Mémoire sur le tétanos* » aucune autre allusion aux yeux.

Larrey, dans ses *Mémoires et Campagnes*, signale un des premiers, des cas de début par l'organe de la vision.

« Dans une charge de cavalerie, un officier de chevau-légers, reçut un coup de lance sur le côté droit du front. L'une des branches nerveuses du sourcilier avait été éraillée par le côté tranchant de la lance. Les neufs premiers jours se passèrent sans accidents et l'on avait considéré cette plaie comme simple.

» Mais dans la nuit du 9e au 10e jour, le tétanos se déclara avec *mouvements convulsifs de la paupière* de l'œil correspondant et *perte de la vue de cet organe* ».

Cette observation est doublement intéressante par le début du tétanos, dont la première manifestation a été une contraction de l'orbiculaire et par cette amblyopie dont nous ne saurions trop montrer l'intérêt.

Une observation qui s'en rapproche dans la première partie seulement est celle d'Huguier à la Société de chirurgie le 3 mai 1848. « Je vous montre, dit cet auteur, un homme dont la maladie me paraît curieuse et exceptionnelle. Il y a 83 jours, cet individu tirant une charrette tomba sur le pavé la tête en avant. Dans les premiers jours, il n'y eut pas d'accident. Puis, peu à peu, on observa la *contracture des paupières*, la dilatation des ailes du nez; en même temps la commissure des lèvres était portée en bas et en dehors et la contraction du masséter rendait difficile l'ouverture de la bouche». Nous arrêterons-là la citation, le reste n'ayant aucun rapport avec notre sujet.

L'attention avait donc été attirée du côté des muscles de l'appareil oculaire, et c'est presque toujours l'orbiculaire seul qui a été l'objet d'une mention.

Nous verrons tout à l'heure ce qu'on a pu noter sur les muscles moteurs de l'œil et sur les muscles intrinsèques.

L'orbiculaire peut être l'objet de deux lésions : la contracture et la paralysie.

Un grand nombre ont noté cette contracture. On avait remarqué que certains tétaniques sont dans l'impossibilité absolue d'ouvrir les deux yeux ou un seul.

Aux cas que nous avons déjà cités, ajoutons ceux de Langenbeck, Rose, Von Wahl, Charvot, Janin, etc., dont nous avons déjà parlé en d'autres circonstances.

Cette contracture peut être complète et amener la fermeture totale des paupières.

Parfois, cet état de contracture de l'orbiculaire est mis en évidence par l'état opposé de l'orbiculaire du côté opposé. Alors qu'on a la contracture pour l'un, on a une paralysie de l'autre.

C'est ce qui se passe dans le tétanos paralytique dont nous avons parlé au chapitre précédent.

Cette paralysie de l'orbiculaire n'est qu'un symptôme de la paralysie faciale presque toujours complète.

L'œil est béant, la paupière, en ectropion paralytique, laisse couler les larmes sur la joue. De l'autre côté, au contraire, malgré les contractions les plus énergiques du releveur et du frontal, il ne peut arriver à combattre le spasme de l'orbiculaire.

La figure offre une double physionomie bien caractéristique et si différente qu'on dirait que les deux moitiés appartiennent à des êtres différents.

Cette coexistence de la paralysie et de la contracture se trouve dans l'observation de Langenbeck (*Berl. Klin. Wochensch.*, 1869).

Il y avait trismus du côté droit; l'œil était fermé; à gauche, la paralysie faciale était complète.

Il en est de même des cas de Kirchkoff (*Berl. Klin. Wochensch.*, 1879), de Von Wahl (*Saint-Petersburger med. Wochensch.*, 1882), de Charvot (Société de Chirurgie, 10 oct. 1888), de Janin.

De même que la contracture, la paralysie peut être la seule manifestation oculaire. Enfin, la contracture peut être suivie de paralysie ou la paralysie de contracture; nous avons déjà fait allusion à ces faits pour l'explication du tétanos paralytique.

La paralysie peut atteindre successivement les deux côtés. Elle passe de droite à gauche, comme dans un des cas rapportés par Janin dans sa thèse.

Nous ne connaissons aucun fait ayant trait au releveur de la paupière.

Il n'en est pas de même des muscles moteurs de l'œil. Ceux-ci pourront être atteints de contractures partielles ou générales. Si tous les muscles sont contracturés, l'œil sera fixe dans l'orbite dans l'impossibilité absolue de se mouvoir; les symptômes si intéressants sont relatés dans l'observation de MM. Fromaget et Cabannes. Le malade marche comme s'il était atteint d'une ophtalmoplégie totale.

Ces contractures totales ont été rarement observées. Cet état peut être rapproché de ce que Mackensie appelle « *tetanus oculi* ».

On donne le nom de « *tetanus oculi* », dit Mackensie (1), à un état de fixité de l'œil produit par le spasme tonique de tous les muscles droits ou de plusieurs d'entre eux.

L'état des paupières et des yeux dans le trismus et le tétanos mérite une plus grande attention que celle qu'on lui a jusqu'à présent accordée.

Dans un cas de trismus, rapporté par Harkness (2), le malade, après avoir éprouvé comme premier symptôme de la raideur dans la mâchoire, avait ressenti également dans les pau-

(1) Maladies de l'œil, p. 573, tome I.

(2) *Medico chirurgical transactions*, vol. XI, p. 286. London, 1813.

pières une raideur et une pesanteur qui l'empêchaient de les ouvrir facilement. Il avait aussi un léger degré d'obscurcissement de la vision et était privé de la faculté de mouvoir l'œil, qui, suivant lui, restait fixé dans sa tête et était légèrement attiré en dedans.

Cette observation peut être rapprochée de la précédente et peut-être aussi celle de Janin, qui dit que l'œil est *fixe*, grand ouvert. Nous regrettons que l'auteur n'ait pas cru devoir davantage attirer l'attention sur cette constatation et donner plus de détails.

Si un ou plusieurs muscles adducteurs ou abducteurs sont pris, on aura, suivant la prédominance des uns ou des autres, un *strabisme interne ou externe.* On en a relaté deux ou trois cas; citons Von Wahl et Janin.

Existe-t-il pour les muscles moteurs, en dehors des contractures qui sont nettement constatées, des *paralysies?* Toutes les fois qu'il y a eu strabisme, était-il la conséquence d'une contracture ou d'une paralysie? La question ne peut être résolue faute de documents.

Un fait qui avait frappé quelques rares observateurs, c'est l'état de la pupille.

Sous l'influence du poison tétanique, le sphincter de l'iris se contracte, la pupille se rétrécit considérablement; elle devient punctiforme, invariable sous l'influence des excitations lumineuses.

Le myosis seul a été signalé; nous n'avons retrouvé aucune observation faisant allusion à de la mydriase.

On pourra s'en convaincre en lisant les observations de Kirchhoff, Von Wahl, Lehnbecher, Charvot, Perret, Lannois, Fromaget.

Quel est l'état de l'accommodation? Le muscle ciliaire est-il aussi atteint de contracture?

Le malade mort dans le service de M. le professeur Badal est le seul chez lequel on ait recherché l'état de la réfraction dynamique. Malgré un spasme énergique du sphincter de l'iris, le malade possédait une amplitude d'accommodation normale et aucun symptôme de myopie.

L'examen a été pratiqué tout à fait au début avant l'énucléation de l'œil blessé; mais plus tard, nous ne savons pas si le muscle ciliaire à son tour n'a pas été atteint, l'examen du malade ayant été impossible à cause de l'évolution de la maladie.

Enfin, nous signalerons en terminant ces phénomènes curieux d'*amblyopie* relatés par Larrey et Harkness.

A quoi sont-ils dus? L'examen ophtalmoscopique n'a malheureusement pas été fait, puisque l'ophtalmoscope n'était pas de ce monde. Il est vrai qu'à l'heure actuelle, où nous jouissons de procédés d'investigations nombreux et faciles, quelques médecins dédaignent d'avoir recours aux lumières des spécialistes.

Nous pensons que ces phénomènes amblyopiques doivent être rangés dans le même ordre que les amblyopies par intoxication sans lésion du fond de l'œil.

Mais c'est une pure hypothèse. Un simple examen de fond d'œil ferait bien mieux notre affaire.

Quoi qu'il en soit, c'est encore une manifestation extrêmement intéressante du tétanos et sur laquelle personne, que nous sachions, n'avait attiré l'attention.

Nous pensons qu'à l'heure actuelle, où l'examen des malades se fait d'une manière très complète, il sera permis bientôt d'éclaircir complètement ces quelques faits que nous n'avons pu que signaler, à notre grand regret.

TROISIÈME PARTIE

TRAITEMENT

Pendant toute la période antérieure à la découverte du bacille de Nicolaïer, les traitements les plus divers ont été imaginés, tous sans résultat. On a essayé par tous les moyens de lutter contre les contractions musculaires. Nous n'essaierons même pas ici de rapporter toute cette thérapeutique sénile qui ne peut que soulager le malade, sans avoir l'ambition de lui permettre de survivre à l'infection tétanique.

Aujourd'hui, on a pu reconnaître la nature de l'affection, on sait que le bacille du tétanos, qui se rencontre partout à la surface du sol, pénètre dans l'organisme par une plaie perceptible ou non et que là, à la faveur de circonstances spéciales, il vit ou il meurt, donnant lieu à ces manifestations que nous avons étudiées sommairement, car elles sont bien connues de tout le monde. Mais la thérapeutique a-t-elle fait un pas? Le traitement curatif est-il enfin découvert? Malheureusement non, mais un grand progrès a été fait dans cette voie et c'est l'exposé de cette thérapeutique rationnelle que nous allons décrire.

C'est grâce aux travaux de Vaillard, de Vincent, de Sanchez Toledo, de Veillon, de Tizzoni et Catani qu'on est arrivé à imaginer un nouveau traitement du tétanos.

On sait, en effet, aujourd'hui que le bacille de Nicolaïer se cantonne dans la plaie et les tissus avoisinants, que ce bacille produit une toxine extrêmement virulente dont l'action est l'analogue de celle de la strychnine, qu'elle produit un état d'éréthisme des cellules motrices, du bulbe et de la moelle.

La recherche du traitement curatif devra donc porter sur deux points :

1° Destruction du microbe dans la plaie ;

2° Destruction ou neutralisation de la toxine dans l'organisme pour éviter son action sur les centres nerveux.

Pour détruire le microbe tétanique, on devra naturellement s'adresser à la méthode antiseptique. Mais certains antiseptiques seuls sont actifs. L'acide phénique est peu efficace.

Tizzoni préconise le sublimé au 1/100 additionné d'acide chlorhydrique ou bien une solution assez forte de nitrate d'argent.

Mais en supposant qu'on ait pu, ce qui est bien rare, enlever le foyer microbien, le tétanos continuera à évoluer, car il ne produit les symptômes caractéristiques que grâce à l'action de la toxine qu'il sécrète directement ou indirectement. Aujourd'hui il est démontré que ce bacille, après avoir pénétré dans la plaie, s'y cantonne et y végète.

Que devient-il? Si l'on fait des recherches sur les animaux inoculés avec de la terre, du pus de tétanique ou des cultures impures, on trouve toujours de nombreux bacilles. Mais sur des animaux inoculés avec des cultures pures, il n'en est plus de même.

Kitasato prétend qu'on ne le donne plus, mais Sanchez Toledo et Veillon (1) démontrent qu'on le rencontre en petit nombre.

(1) Sanchez Toledo et Veillon. *Arch. de méd. expérim.*, novembre 1890.

Vaillard et Vincent sont arrivés aux mêmes résultats (1). En ensemençant un lambeau de tissu conjonctif, on obtient une culture pure.

Le bacille existe t-il dans le sang, s'y généralise-t-il ? Non, d'après les expériences de Nicolaier, Kitasato, Sanchez Toledo et Veillon. S'il en est ainsi pendant la vie, la question change après la mort. On trouve en effet le moyen de donner le tétanos avec le sang d'animaux morts.

D'après Toledo et Veillon, le bacille tétanique anaérobie ne peut pulluler dans le sang, sans doute à cause de la présence de l'oxygène de l'hémoglobine. Après la mort, la réserve d'oxygène ne se renouvelant plus, le sang présente les qualités voulues d'anaérobiose. A ce moment seulement les bacilles peuvent être retrouvés dans le sang, le foie, la rate. C'est ce qui se produit pour le vibrion septique de Pasteur.

Comment cette culture localisée produit-elle le tétanos ?

On a admis que ce bacille sécrétait une toxine, et les expériences ont démontré la véracité de cette supposition.

Les expériences de Weyl, Kitasato, Nocard, Hochsinger, Kund Faber (2), sont absolument convaincantes.

Le bouillon de culture filtré, privé de tout germe, détermine le tétanos.

De la plaie la toxine se répand avec une rapidité extrême dans le sang. Brutschettini prétend qu'elle file le long du système nerveux par l'intermédiaire de la voie sanguine. Il pense qu'elle s'accumule dans le foie et qu'elle s'élimine par les reins où en trouve une grande quantité (3).

Roux et Vaillard admettent qu'on la rencontre un peu

---

(1) *Annales Institut Pasteur*, janvier 1891.

(2) *Berlin. Klin. Woch.*, 1890, nº 31.

(3) *Réforme médicale*, 30 juillet 1892.

partout, mais qu'elle existe surtout dans le sang. Elle n'existerait pas dans l'humeur aqueuse. C'est la toxine qui seule provoque les accidents tétaniques; pour le démontrer, Vaillard et Vincent ont inoculé des cultures pures sporulées et n'ont pu déterminer le tétanos.

Les spores ne pullulent pas, les bacilles ne peuvent germer, ils sont immédiatement englobés par les leucocytes, détruits par la phagocytose. Mais ici se place une découverte extrêmement importante. Si on vient à affaiblir le rôle des phagocytes, les cellules vont se développer et se multiplier.

Cela, on peut le faire, en ajoutant aux bacilles tétaniques des microbes adventices. Cela nous explique ce que l'on observe du côté des plaies. Tandis que le bacille pur disparaît très rapidement, il se multiplie au contraire dans les cultures impures, dans le pus de la plaie d'un homme tétanique.

Il ne suffira donc pas que le microbe pénètre dans une plaie pour qu'il y ait tétanos, il faudra qu'il trouve un trouble dans la vitalité des tissus et le développement de microbes dont l'association sera favorable à son développement.

Les recherches de Vincent et Vaillard ont montré l'étroite relation qui existe entre le poison de la diphtérie et celui du tétanos : « Cette toxine ne présente aucun des attributs propres aux ptomaïnes, aux alcaloïdes; par l'ensemble de ses caractères, elle se rapproche du poison diphtéritique étudiée par MM. Roux et Yersin ».

Brieger et Frænkel considèrent cette toxine comme une toxalbumine.

Tizzoni et Lattani la rangent dans les ferments solubles. Enfin Courmont et Doyon (1) prétendent que cette substance

(1) *Lyon médical*, 7 mai 1893.

tétanisante est élaborée par l'organisme aux dépens du ferment soluble fabriqué par le bacille.

Cette substance se retrouve en abondance dans les muscles tétanisés, dans le sang et les urines. Elle résiste à une ébullition prolongée et l'immunité acquise ou naturelle tient à des causes qui ralentissent ou arrêtent cette fermentation.

Que cette toxine soit un produit direct ou indirect du bacille, elle n'en constitue pas moins l'ennemi qu'il faut chasser ou détruire. Le chasser? On n'a pu y arriver malgré tous les traitements spoliateurs. Peut on le détruire? Ici il faut nous mettre sur deux terrains : le laboratoire et la clinique.

On a naturellement cherché d'abord si des agents chimiques pouvait atténuer cette toxine et disons qu'on en a trouvé plusieurs.

C'est ainsi qu'une solution d'acide phénique à 5 0/0 mêlée à partie égale de culture filtrée, détruit en 3 heures le pouvoir nocif de cette culture; à 3 0/0 ou 4 0/0 la solution phéniquée demande 24 heures de contact.

Le trichlorure d'iode et l'eau chlorée à 2 0/0 détruisent la toxicité en 24 heures.

Roux constata que l'eau iodée à 1/500 arrive au même résultat presque instantanément.

Foa obtint les mêmes résultats avec l'eau oxygénée.

En présence de ces corps toxinicides, on créa des méthodes thérapeutiques. On pensa naturellement à injecter ces liquides antitétaniques sous la peau des malades.

Dès 1888, Bacelli employa des injections hypodermiques d'acide phénique à 1 0/0 pour un cas de tétanos traumatique, mais le malade mourut.

Strazzoni et Tittoni, Bidder en 1890, Gancel et Fracke en 1891 signalèrent des cas de guérison. Ils injectèrent par centigramme jusqu'à 6 par jour sans donner aucun phénomène d'intoxication. Mais cette thérapeutique allait être abandonnée pour une nouvelle.

Pendant ce temps, Behring et Kitasato (1) réussissaient à vacciner des animaux contre le tétanos et découvraient que le sérum de leur sang jouissait *d'un pouvoir antitoxique* énergique envers les cultures filtrées, qu'il rendait inoffensives.

Pour vacciner les animaux, ces deux auteurs leur inoculent des cultures filtrées dépourvues partiellement de leur toxicité par le chauffage. Puis ils augmentent tous les jours la toxicité de leurs cultures en chauffant de moins en moins.

Tous les cinq jours, ils injectaient 10 centimètres cubes de culture filtrée à toxicité progressive.

Trois injections suffisaient à faire acquérir l'état réfractaire. Pour l'augmenter, on injectait tous les huit jours, des doses de 5, 10, 15, 20 centimètres cubes de culture filtrée à toxicité entière.

Ils ont pu obtenir ainsi des immunités qui ont duré 18 mois.

Roux obtient l'immunité en se servant de cultures atténuées par l'iode. Il injecte des solutions progressivement croissantes de cultures additionnées de 1 centimètre cube d'eau iodée à 1/500.

Il part de 3, 6 et arrive à 12 centimètres cubes. A ce moment l'immunité est acquise; il la renforce par des cultures pures.

Tizzoni et Lattani procèdent différemment. Ils injectent aux animaux de très faibles quantités de culture filtrée très virulente de manière à ne pas les tuer, mais à produire chez eux des accidents tétaniques curables.

Dès lors ils sont vaccinés; ils ont pu, en répétant ces expériences à doses croissantes, reproduire l'immunité chez le chien et le lapin.

---

(1) *Deutsch med. Wochenschr.*, 4 décembre 1890.

Puis, en expérimentant avec le sérum de ces animaux vaccinés, Behring, Kitasato, Tizzoni constatèrent qu'il jouissait de propriétés antitoxiques énergiques.

Une demi-goutte de sérum détruit en 15 ou 20 minutes la toxicité d'un demi-centimètre cube de culture très virulente.

L'infection d'une certaine quantité de sérum rend un animal réfractaire à des doses de culture tétanique qui seraient mortelles pour d'autres. C'était la découverte de la vaccination contre le tétanos. Etait-elle vraie? Etait-elle applicable à l'homme et dans quelles conditions?

Les expériences *in vitro* donnèrent toujours des résultats positifs, mais les auteurs de cette importante découverte généralisèrent leurs expériences.

Behring et Kitasato prétendirent que *l'antitoxine pouvait détruire dans l'organisme la toxine sécrétée.*

En mars 1891, Tizzoni et Cattani (*Archives italiennes de biologie*), confirment la propriété antitoxique des animaux immunisés, mais ils déclarent que le *pouvoir thérapeutique de ce sérum ne peut arrêter ni empêcher le développement du tétanos.*

Vaillard constate également que ce sérum ne semble pas avoir de vertu curative (1). Malgré ces contradictions d'éminents expérimentateurs, Kitasato (2) prétend avoir pu guérir des souris déjà très malades, et il résolut dès lors d'expérimenter sa méthode sur l'homme.

Un malade, soigné par lui, mourut; il en fut de même en France, de deux malades soignés par Vaillard et Vincent, dans le service de Dieulafoy.

A la suite de ces échecs, en 1892, Kitasato refait des expé-

---

(1) Société de biologie, mai 1891.

(2) Congrès de Londres, août 1891.

riences et trouve que le sérum n'est plus aussi efficace qu'il l'avait cru, et qu'il n'a un rôle actif que si *le tétanos a une marche lente et est appliqué dès le début.*

En février 1893, parut dans les *Annales de l'Institut Pasteur* (1) le travail de Roux et Vaillard.

Reprenant toutes les expériences de leurs prédécesseurs, ils ont émis des conclusions extrêmement importantes, dont voici le résumé :

Le sérum antitoxique est préparé avec des cultures de cinq ou six semaines sur bouillon peptonisé. Au début, on injecte sous la peau la toxine iodée, qui fait perdre au sérum ses propriétés nuisibles. On arrive progressivement à employer la toxine pure, injectée dans les veines ou le péritoine.

Le pouvoir antitoxique se mesure *in vitro*, d'après la quantité de sérum nécessaire pour rendre inactif un volume donné d'une toxine dont l'activité est connue (quantité nécessaire pour immuniser un gramme de souris).

L'immunité persiste assez longtemps; le pouvoir antitoxique diminue si l'on ne renouvelle pas périodiquement les injections : on peut conserver le sérum antitoxique desséché.

L'action de l'antitoxine est instantanée; elle est inoffensive et donne une immunité immédiate proportionnelle à la dose employée. L'élimination par les reins de l'antitoxine est constante. Les saignées ne diminuent pas le pouvoir antitoxique du sérum.

Le sérum antitoxique prévient sûrement le *tétanos s'il est injecté avant la toxine;* comme il se diffuse moins vite que la toxine, si les injections sont simultanées, *il y a toujours tétanos bénin.* Il en est de même si l'antitoxine est injectée seulement avant l'apparition des symptômes tétaniques. La dose

(1) *Annales de l'Institut Pasteur*, février 1893.

doit être d'autant plus forte qu'elle est injectée plus tard. A partir d'un certain temps variable, la prévention n'est plus possible.

Il est très difficile de guérir le tétanos déclaré chez les animaux.

Sur 126 animaux, 43 témoins donnèrent 39 morts et 4 guérisons; 83 traités donnèrent 73 morts et 10 guérisons. La maladie évolue, bien que le sérum de l'animal traité devienne à un haut degré antitoxique et immunisant.

Chez l'homme, il n'y a que deux cas de guérison, et encore de tétanos bénin, malgré l'emploi de doses considérables de sérum très actif.

100 à 150 couches de sérum actif au millionième sont au moins nécessaires chez l'homme, pour que le sang acquière un pouvoir antitoxique notable.

Ces conclusions sont celles formulées par Tizzoni et Cattani qui tous deux ont poussé très loin les recherches.

Ils déclarent que lorsque l'intoxication a été déterminée, les injections de sérum antitoxique ne peuvent ni empêcher ni arrêter l'évolution de la maladie, elle ne peuvent que l'atténuer.

Ils constatent aussi que les enfants sont en partie vaccinés par l'immunité donnée aux parents.

Kitasato, Behring et Frank conservèrent à l'abri de la lumière et à basse température du sérum sanguin qui jouissait encore de son pouvoir antitoxique au bout de trois mois. Ils y trouvèrent un précipité et remarquèrent que lui seul était actif.

Ils purent en extraire une substance sèche, qui garda son pouvoir spécial pendant huit mois, lorsqu'elle était extraite du sérum du lapin, et 10 mois quand on la retirait du sérum du chien.

Cette substance, dont le pouvoir a 68°, n'est précipitée intacte que par le sulfate d'ammoniaque en solution saturée.

C'est par ce procédé que Tizzoni l'obtint la première fois.

Depuis il a changé de procédé. Il précipite une certaine quantité de sérum par 10 volumes d'alcool absolu. Au bout de deux jours, il sépare le précipité et le dessèche dans le vide.

Repris par l'eau, il conserve toute son action; traité par la glycérine, son pouvoir antitoxique s'affaiblissait au bout de quatre ou cinq jours de contact.

Cet extrait sec a été nommé *l'antitoxine* par Tizzoni et Cattani. Ce serait, d'après eux, une matière albuminoïde ayant des propriétés analogues aux ferments inorganisés.

Comment explique-t-on la présence de l'antitoxine sur la toxine?

La substance antitoxique contenue dans le sérum contracte-t-elle une combinaison définie avec la toxine, comme un acide sature un alcali, ou se comporte-t-elle comme un ferment qui provoquerait le dédoublement de la toxine?

N'empêcherait-elle pas même sa formation?

Quoi qu'il en soit, leur action est instantanée. Elles se détruisent immédiatement.

Les expériences du laboratoire ont été transportées dans le domaine de la clinique.

Kitasato, le premier, essaya de sauver, mais en vain, un malade du service de Baginsky. Mais de nombreux auteurs, italiens surtout, ne tardèrent pas à employer la méthode et à injecter à leurs malades des solutions de l'antitoxine de Tizzoni-Cattani.

Ces résultats se trouvent consignés dans deux thèses récentes, celles de Galmard (1) et de Gailleret (2), et dans une Revue de Ricklin (3).

---

(1) Galmard. Traitement du tétanos par l'antitoxine de Tizzoni-Cattani. Thèse de Paris, 1892.

(2) Cailleret. Injections de sérum antitoxique dans le traitement du tétanos. Thèse de Paris, 1893.

(3) Ricklin. *Revue intern. de thérap. et pharm.*, 26 août 1893.

Caillerot rapporte vingt-deux observations que voici en résumé :

1° Bagisnky et Kitasato, premier cas, *Deuch. med. Wochens.*, 12 fév. 1891, mort.

2° Gagliardi. *Riforma medica*, 1891, guérison.

3° Schwarty, *Riforma medica*, oct. 1891, guérison.

4° Pacini. *Riforma medica*, 7 juin 1892, guérison.

5° Finotti. *Wien. Klin. Wochensch.*, 5 janv. 1892, guérison.

6° Tizzoni. *Riforma medica*, 15 juillet 1892, guérison.

7° Taruffi. *Riforma medica*, 21 avril 1892, guérison.

8° Casali. *Riforma medica*, 1er juin 1892, guérison.

9° Finotti. *Riforma medica*, 1892, p. 866, guérison.

10° Finotti. *Riforma medica*, 12 déc. 1892, guérison.

11° Von Hacker. *Soc. imp.-roy. de Vienne*, 23 juin 1894, guérison.

Ces onze malades ont été traités par l'antitoxine de Tizzoni Cattani. Mais tous ces tétanos étaient à marche lente. La période d'incubation la plus courte a été de neuf jours.

Les quatre suivants ont subi des injections de sérum antitoxique.

12° Beldiman et Korn. *Spitalul*, Bucharest, guérison.

13° Rotter. » » guérison.

14° Renon. *Annales Pasteur*, avril 1892, mort.

15° Renon. » » mort.

Les sept observations suivantes sont publiées dans le travail de Roux et Vaillard, dans les *Annales de l'Institut Pasteur*, avril 1893. Les malades ont été traités par du sérum préparé par M. Roux.

16° Enfant de 11 ans. Extraction de dents. Incubation, vingt-cinq jours.

Durée, six jours, mort. Injecté de 147 centimètres cubes de sérum à partir du quatrième jour.

17° Homme de 43 ans. Plaie de la cuisse. Incubation 8 jours. Durée 5 jours. *Mort.*

Injection de 108 cent. cubes. Traitement commencé le quatrième jour.

18° Enfant 15 ans et demi. Main broyée. Incubation de 5 jours. Durée 2 jours. *Mort.*

On injecta 10 cent. cubes 12 heures avant la mort.

19° Homme de 27 ans. Plaies multiples. Incubation, 8 jours. Durée 5 jours. *Mort.*

Le traitement commencé 36 heures après le début des accidents. Quantité de sérum injecté : 402 cent. cubes.

20° Homme de 23 ans. Plaie de la main. Durée de l'incubation, 14 jours. Durée de la maladie 3 jours. *Mort.*

Traitement commencé le deuxième jour. Quantité de sérum injecté 247 cent. cubes.

21° Enfant de 12 ans. Plaie de la jambe. Incubation 15 jours. Durée de la maladie, 30 jours. *Guérison.*

Traitement commencé le troisième jour. Quantité de sérum injecté, 265 cent. cubes.

22° Homme de 22 ans. Durée de la maladie 30 jours. *Guérison.*

Traitement commencé le septième jour. Quantité de sérum injecté 300 cent. cubes.

Les malades morts avaient cependant un sang capable non seulement de détruire la toxine, mais de donner l'innocuité.

Enfin tout dernièrement, le 23 juin 1894, à la Société império-royale des médecins de Vienne, M. Von Hacker a présenté deux malades atteints de tétanos traumatique qu'il a traités avec succès par l'antitoxine de Tizzoni. Dans ces deux cas, les premières injections ont provoqué l'apparition d'un érythème de la peau analogue à l'urticaire. Quoique, dans ces deux faits, il ne s'agisse pas de tétanos aigu, le traitement par l'antitoxine n'en doit pas moins être considéré comme efficace, car le pronostic des cas chroniques ou subaigus n'est pas non plus excellent.

Nous ferons remarquer qu'il est assez difficile de juger par ces résultats de la valeur thérapeutique du sérum antitoxique. Presque tous les malades qui ont guéri étaient atteints de tétanos à marche lente et on sait fort bien qu'un grand nombre de ces cas guérissent sans traitement.

Les résultats obtenus sont bien différents dans les deux statistiques.

Cela tient-il à ce que le procédé n'a pas été absolument le même?

Quoi qu'il en soit, les injections de sérum antitoxique n'ont absolument aucun inconvénient et nous sommes d'avis qu'on devra les employer pour essayer d'atténuer un peu les conséquences terribles de l'action de la tétanotoxie sur l'organisme.

C'est d'ailleurs l'opinion d'un des hommes les plus compétents dans la matière : nous avons nommé M. Roux.

Pour nous, dit-il, la conduite à tenir en face d'un cas de tétanos est la suivante : Injecter aussitôt et d'emblée une centaine de centimètres cubes de sérum très actif, exciser le foyer d'infection, administrer le lendemain et le surlendemain cent centimètres cubes de sérum par jour. Si le tétanos est enrayé après une quinzaine de jours, surtout si on n'a pu enlever le foyer, donner du sérum pour prévenir ces retours de tétanos que nous avons signalés chez les animaux.

Par conséquent, en présence d'une plaie palpébrale ou sourcilière, il faudra faire l'antisepsie minutieuse. Si la plaie est anfractueuse, contuse, la débrider largement, réséquer les lèvres contusées et faire des pansements fréquemment renouvelés.

Si le tétanos est consécutif à une rupture des membranes de l'œil, comme dans le cas examiné dans le service de M. le professeur Badal, l'énucléation s'impose; enfin, si par suite de la multiplicité des plaies on ne pouvait atteindre toutes les parties lésées par cette opération, on pourrait avoir recours à l'exentération de l'orbite.

La culture microbienne enlevée autant que possible, on aura recours aux injections de sérum antitoxique. Enfin on pourra calmer les douleurs, l'agitation par la morphine, le chloral et tous les produits employés en pareille circonstance et sur lesquels nous croyons inutile d'insister, car ils sont par trop connus.

CONCLUSIONS

Les cas de tétanos consécutifs aux traumatismes de l'œil et des annexes sont très rares.

Les parties les plus fréquemment atteintes sont la région sourcilière, la paupière inférieure et le globe de l'œil.

Le tétanos d'origine oculaire peut se manifester par deux ordres de symptômes : des contractures et des paralysies.

Les contractures constituent le tétanos ordinaire qui, dans ce cas particulier, n'offre rien de spécial.

Les paralysies se rencontrent très fréquemment dans les traumatismes de l'œil et des parties environnantes.

Les muscles atteints sont ceux innervés par le facial. Ces paralysies ne nous paraissent être, ainsi que les contractures, que la conséquence de l'action directe ou indirecte du poison tétanique sur l'organisme.

Les manifestations oculaires du tétanos peuvent se traduire par deux ordres de faits sur les muscles : des paralysies ou des contractures.

La paralysie de l'orbiculaire accompagne presque constamment la paralysie faciale.

Elle peut précéder les contractures ou leur succéder. Elle peut passer d'un côté à l'autre.

Le spasme de l'orbiculaire est très fréquent dans le tétanos.

Il peut constituer le symptôme primordial.

Les muscles moteurs du globe oculaire peuvent être contracturés. Tous atteints, ils amènent la fixité absolue de l'organe; ou bien, suivant que la contracture des uns ou des autres est prépondérante, ils déterminent du strabisme.

Les muscles internes de l'œil sont également atteints.

On observe fréquemment la contracture du sphincter de l'iris. On n'a pas encore pu étudier l'état de l'accommodation.

On a aussi observé des amblyopies dont la nature n'a pas été déterminée.

Le tétanos étant une maladie infectieuse causée par l'introduction du bacille de Nicolaïer qui se cantonne dans la plaie d'où il répand ses toxines, le traitement comprendra deux parties :

1° Enlever le foyer d'infection, réséquer les plaies contuses des paupières et pratiquer l'énucléation ou l'éviscération de l'orbite s'il y a lieu.

2° Faire des injections de sérum antitoxique pour éviter que la tétanotoxine n'amène trop rapidement la mort du malade. Bien que l'efficacité de ces injections ne soit pas démontrée, elles sont absolument inoffensives et doivent être essayées, puisqu'il est démontré que tous les autres modes de traitement sont impuissants.

18,266. — Bordeaux, Ve Cadoret, impr., rue Montméjan, 17.

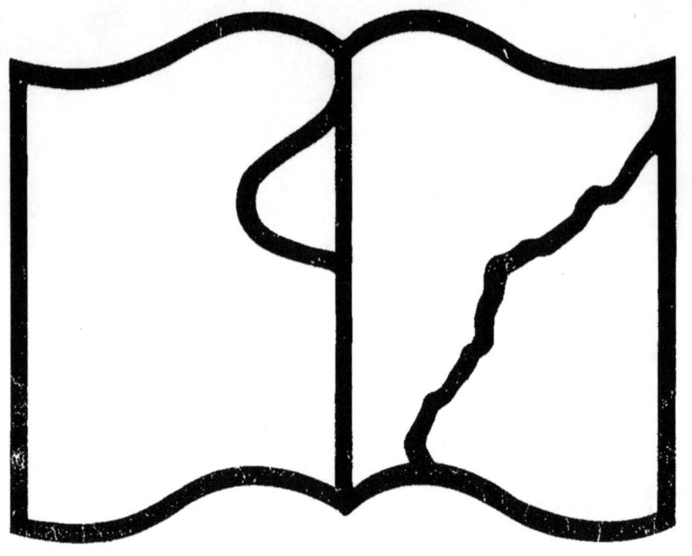

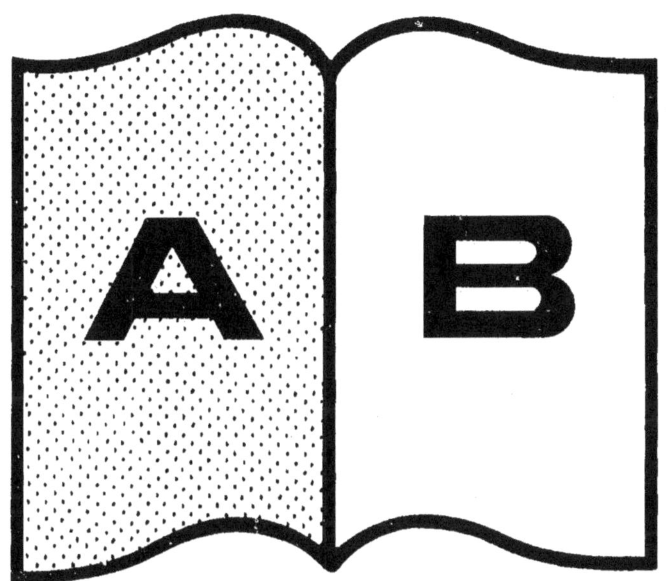

Contraste insuffisant

NF Z 43-120-14

www.ingramcontent.com/pod-product-compliance
Lightning Source LLC
Chambersburg PA
CBHW070829210326
41520CB00011B/2186
9782013734851